DE LA

FIÈVRE PUERPÉRALE

DISCOURS PRONONCÉ

A L'ACADÉMIE IMPÉRIALE DE MÉDECINE, DANS LA SÉANCE DU 27 AVRIL 1858,

Par le Docteur PIORRY,

Membre de l'Académie impériale de médecine,
Professeur à la Faculté de médecine, médecin à l'hôpital de la Charité.

PARIS,

J.-B. BAILLIÈRE ET FILS,

LIBRAIRES DE L'ACADÉMIE IMPÉRIALE DE MÉDECINE,

RUE HAUTEFEUILLE, 19.

1858.

EXTRAIT

DU BULLETIN DE L'ACADÉMIE IMPÉRIALE DE MÉDECINE,

1858, tome XXIII.

Paris. — Imprimerie de L. MARTINET, rue Mignon, 2.

DE LA

FIÈVRE PUERPÉRALE.

Messieurs , si je prends de nouveau la parole dans cette discussion, ce n'est pas pour répondre à de malveillantes insinuations, à des phrases sonores et vides qui n'avancent en rien la solution de la question, à des saillies ironiques qui ne blesseraient que si elles avaient quelque valeur de fond. Je craindrais trop, en le faisant, de manquer aux égards confraternels et à la dignité de l'assemblée. Je désire seulement faire voir que les orateurs qui se sont succédés à cette tribune ont des opinions à peu près identiques sur la collection de lésions et de phénomènes à laquelle on donne le nom de fièvre puerpérale. Il me semble en définitive que les propositions que j'ai établies au commencement de cette discussion sont tout à fait en harmonie avec les doctrines de tous ceux qui ont bien étudié ce sujet. Pour le prouver, il suffit de résumer les opinions de chacun des préopinants, soit sur les états pathologiques dont j'ai parlé, soit sur la manière dont ils considèrent la fièvre puerpérale. On a discuté beaucoup sur les mots, tandis que l'on était d'accord sur les choses !

Tous les praticiens qui ont parlé admettent que chez la femme en couches il y a une prédisposition manifeste. Celle-ci est représentée : par les modifications alors survenues dans les organes génitaux, dans l'utérus et le péritoine; par l'état du sang au moment de la parturition, état dans lequel la proportion du sérum est considérable, tandis que celle du fer et probablement du phosphate de chaux est faible ; par le vide

existant dans les vaisseaux ; par la dilatation des sinus utérins et des lymphatiques ; par la mollesse et l'amplitude de la
matrice. Il est impossible de nier cette prédisposition. M. Beau
y insiste comme moi ; seulement, il s'est servi du mot *diathèse* pour la désigner. Ce n'est pas parce qu'elle est grecque
que cette expression est mauvaise, mais bien parce qu'elle
est vague, parce qu'elle désigne les circonstances les plus
dissemblables, et parce que l'on est bien loin de s'accorder
sur sa signification. Ce qui, dans les opinions de M. Beau,
s'écarte des données générales, c'est que la diathèse, prise
d'ailleurs dans un sens très abstrait et très vaguement défini,
peut avoir *pour manifestations* la péritonite, la phlébite, l'angioleucite, le refoulement du diaphragme, etc., etc. Les rap-
ports entre cette diathèse incomprise et ses effets n'ont rien
de clair, et employer de telles locutions est plutôt obscurcir
le sujet que l'élucider.

Un des orateurs précédents, dont les nerfs sensibles s'ir-
ritent alors que l'on propose des termes nouveaux, crée ou
du moins adopte le mot *puerpéralité*, ce qui prouve que son
aversion pour le latin francisé n'est pas à la hauteur de celle
qu'il éprouve pour les racines grecques. Ce mot puerpéralité
se rapporte à la diathèse des femmes en couches de M. Beau
et à l'ensemble des conditions organiques, qui existent, suivant moi, chez la femme qui vient d'accoucher. Du reste, je
ne m'élève pas plus contre le mot puerpéralité, qu'il ne serait
convenable de trouver mauvais les expressions diathèse
tocique ou tocodiathèse (M. Velpeau a employé le terme toco-
logie), parce qu'ils peuvent exprimer des choses définies.

Personne, dans la discussion actuelle, ne nie l'existence
fréquente, lors des accidents puerpéraux, d'une utérite, d'une
phlébite utérine, d'une angioleucite, d'une péritonite par-
tielle, qui se déclarent souvent, mais non pas toujours, au
début des accidents généraux, et même avant le frisson ini-
tial. Ces phénomènes, qui, simples, n'ont pas une gravité
excessive, et constituent la fièvre puerpérale bénigne, sont encore, pour M. Beau, la manifestation de sa diathèse puerpérale ; mais, dans les cas graves, presque tous nos collègues,

M. Depaul, M. Hervez de Chégoin, M. Trousseau, M. Cruveilhier, M. Cazeaux, M. Bouillaud, croient que les accidents
terribles qui surviennent sont dus en très grande partie : au
cachet, à la complication septique imprimés aux lésions observées. Seulement, ces messieurs ne sont pas tous d'accord
sur les circonstances locales ou générales qui donnent au mal
ce caractère septique.

Les uns se rattachent à ce qu'ils appellent le traumatisme.
Ce mot, très grec, est en harmonie avec la nomenclature
organopathique. On est surpris de le voir employé par des
personnes plus ou moins ennemies des expressions grecques,
et qui citent à l'appui de leurs opinions divers auteurs étran-
gers et français. Ces personnes se bornent à l'énonciation
vague de ce mot : *traumatisme*, sans le préciser nettement.
Ils entendent par là l'état organique complexe existant chez
un blessé, et malgré leur amour pour la généralisation et leur
haine pour la localisation, ils sont trop instruits pour ne pas
savoir que l'étendue d'une plaie, que les hémorrhagies auxquelles elle donne lieu, les douleurs qu'elle cause, les pro-
portions et les qualités du pus qu'elle forme, les détritus
putrides avec lesquels elle est en rapport, les états particu-
liers propres à chacun, etc., constituent autant de trauma-
tismes divers qu'il y a d'individus blessés. Admettre donc
que le traumatisme donne aux accidents locaux leur caractère
funeste, c'est en vérité cacher l'incertitude et le vague de
l'idée sous le coloris d'un mot sonore.

Pour mieux préciser les faits, il en est, et je suis de ce
nombre, qui, ayant examiné avec soin la face interne de
l'utérus, ont souvent trouvé dans les cas graves d'accidents
puerpéraux tous les caractères de la gangrène d'hôpital ou
nécrosie nosocomiale si bien décrite par Ollivier sous le nom
de typhus traumatique. Ce médecin a surabondamment
prouvé, en se l'inoculant à lui-même, que ce mal est conta-
gieux, que sa cause est virulente et extérieure, et qu'il est
souvent suivi de septicêmie. Son travail a eu beaucoup d'influence sur les doctrines modernes relatives aux altérations
septiques du sang.

M. Dubois est à peu près le seul de nos collègues qui ait mis en doute que les matières pourries contenues dans l'utérus puissent être résorbées par les sinus utérins et par les vaisseaux lymphatiques de la matrice. Si ce fait était vrai, on verrait, dit-il, chez toutes les nouvelles accouchées des phénomènes graves, car chez toutes il y a des caillots contenus dans les cavités génitales, caillots qui, inévitablement, se décomposent et se pourrissent; or, cet argument tombe devant ce fait : que chez la plupart des nouvelles accouchées tenues proprement, le sang qui sort du vagin, bien qu'ayant ses qualités odorantes spéciales, n'a pas cette odeur putride qui est le plus sûr indice de la putréfaction. C'est, d'ailleurs, chez les femmes où l'odeur septique est la plus prononcée que l'on voit le plus souvent survenir des accidents sérieux. Ajoutez que les caillots ne se pourrissent pas dans l'utérus alors que cet organe, revenu sur lui-même, ne contient pas d'air. Remarquons, enfin, que la putréfaction du sang dans la matrice, comme celle de toutes les substances animales, doit se manifester d'une manière beaucoup plus rapide et plus fatale dans une atmosphère infecte, dans des lieux encombrés, dans les hôpitaux, qu'à l'air libre et souvent renouvelé.

Presque tous nos collègues conviennent, du reste, que cette même atmosphère saturée de matières putrides qui, comme il vient d'être dit, active la décomposition du sang contenu dans l'utérus et le vagin, influe d'une manière très délétère, par la respiration, sur le sang circulant dans les vaisseaux. Sans parler des travaux antérieurs aux miens, qu'il me soit permis de rappeler les huit ou dix mémoires relatifs à ce sujet sur les causes de la fièvre typhoïde, sur le choléra (1832), sur l'ophthalmie palpébrale (1833), sur les épidémies qui ont régné en France (séance publique de l'Académie, (1836 et 1837), sur les habitations privées (1838), sur la septicémie (1834, 1843), etc., mémoires dans lesquels j'ai démontré l'influence très grande de l'encombrement sur le caractère septique de ces affections. Les oppositions souvent peu mesurées que m'ont valu ces travaux me donnent bien le droit de citer ces écrits alors que leurs applications à la série de symptômes dits fièvre puerpérale sont faites d'une manière si générale.

Ainsi, presque tous ceux qui ont parlé dans cette discussion admettent qu'il existe, lors des phénomènes puerpéraux graves, une altération du sang, ou anomémie; seulement il en est qui lui donnent les noms d'infection putride, de fièvre essentielle putride ou adynamique, de typhus, de maladie essentielle et typhique, d'empoisonnement miasmatique, d'épidémie due à l'encombrement, etc. Or, encore une fois, il est impossible de nier sérieusement que les caillots putréfiés dans l'utérus puissent produire une altération du sang du même genre. Sur quoi donc est-on en désaccord? Ce n'est certainement pas sur les doctrines, mais c'est bien sur les mots. Ce sont les termes : fièvre essentielle, typhus, infection putride, miasme, essentialité, généralité, etc., qui causent des dissentiments apparents plutôt que réels; c'est pour cela qu'il faut adopter des expressions propres à particulariser, à spécifier ce que l'on veut dire dans de tels cas; c'est pour éviter une logomachie interminable que j'ai adopté le mot septicémie, qui s'applique tout aussi bien aux circonstances morbides dans lesquelles l'altération du sang est produite par le septiose, ou agent septique respiré, qu'à ceux dans lesquels il s'est introduit par les orifices vasculaires de l'utérus.

M. Dubois, il est vrai, nie presque autant, dans la fièvre puerpérale grave, la septicémie produite par absorption pulmonaire que celle qui est due à la pénétration de liquides pourris dans les vaisseaux ouverts à la surface interne de l'utérus. Cependant personne, mieux que cet habile accoucheur, ne peut convenablement apprécier l'influence de la non-aération et de l'encombrement des salles sur les femmes en couches. Notre honorable ami M. Cruveilhier a si judicieusement, je dirai si humanitairement insisté sur cette déplorable influence, qu'à coup sûr son discours conduira à de salutaires réformes. M. Dubois pense qu'un agent inconnu, un miasme spécial, cause le mal ; mais cet inconnu est tout aussi bien un zéro, un x algébrique sous le rapport du traitement qu'au point de vue de la théorie. Il est donc logique de ne pas tenir compte de ce zéro, et quand il deviendra un fait, on cherchera à apprécier le degré de son importance. On en peut dire autant d'un prétendu virus spécial qui serait propre aux maladies des femmes en couches, virus qui différerait du septiose, ou matière putride et viendrait à se former alors que plusieurs accouchées seraient agglomérées. Il en est encore ainsi d'un certain ferment, de parasites supposés que l'on accuse de causer la spécificité de la fièvre puerpérale. Quand ces messieurs nous auront dit ce que c'est que leurs ferments et leurs parasites, alors nous parlerons de ces dents d'or que nous trouvons fort peu incisives. D'ailleurs, s'il y a ici un ferment, un parasite spécial, la fièvre puerpérale n'est plus en rapport avec la puerpéralité, elle est une maladie prise dans le sens nosographique; elle est une unité morbide telle que la considère la majorité des médecins, et M. Trousseau a été tout à fait en désaccord avec lui-même en niant son individualité morbide.

Qu'on ne dise pas que la septicémie est elle-même une hypothèse gratuite et stérile! on la produit à volonté en introduisant dans les veines des animaux des matières putrides et liquides; on la voit se manifester lorsqu'un scalpel imprégné de putrilage empoisonne le sang, lorsque les eschares sacro-coxygiennes laissent suinter sur les surfaces dénudées les matières putrides; elle se déclare toutes les fois que les hommes habitent des locaux étroits où l'air s'altère et ne se renouvelle pas, et ce n'est pas là malheureusement une supposition, c'est un déplorable fait que permettent de constater le défaut de plasticité du sang, la facile séparation des globules, l'absence de couenne phlegmasique.

L'admission de cette septicémie dans les fièvres puerpérales graves explique du reste ces faits observés par l'honorable M. Depaul, et l'apparition d'accidents putrides chez les hommes, les fœtus, les blessés, lors des épidémies puerpérales; elle explique même les érysipèles si dangereux qui se développent autour de l'insertion du cordon chez les petits enfants, et auxquels on a donné le nom excentrique de lochies ombilicales; elle explique tous ces faits aussi bien et beaucoup mieux que le miasme inconnu de M. Dubois, que le spécifique de M. Trousseau, car l'on sait, à n'en pouvoir douter, que la pustule maligne, la gangrène d'hôpital, le typhus des armées, etc., maladies septiques ou septicêmiques par excellence, peuvent se communiquer, et que des faits nombreux portent à croire qu'il en est ainsi pour la fièvre typhoïde des auteurs alors qu'elle est très intense.

Tous ceux qui ont parlé dans la discussion actuelle sont convenus que chez les femmes atteintes de ce qu'ils appellent fièvre puerpérale, il se forme avec une extrême facilité du pus dans les veines, dans les vaisseaux lymphatiques (et les remarquables et nombreuses recherches de M. Nonat sur l'angioleucite utérine méritent surtout qu'on les consulte), dans le péritoine, dans les articulations, etc. C'est seulement sur l'interprétation de ce fait qu'il y a des dissidences. Ceux qui ne veulent pas que ces collections purulentes proviennent de l'utérus se fondent sur ce que, disent-ils, les globules pyoïques sont trop volumineux pour pouvoir être résorbés ; comme s'il n'était pas démontré que si un globule intact ne peut, à cause de son volume, pénétrer dans les porosités vasculaires, les granules purulents, qui constituent par leur réunion le globule entier, séparés par la putréfaction, la sanie pourrie qui les tient en suspension, peuvent, s'ils ne sont pas susceptibles d'absorption physiologique, pénétrer au moins dans des vaisseaux qui ont été déchirés à la surface interne de l'utérus. La pyohêmie ou pyêmie, qui prouvent : à l'état aigu, les granulations de la couenne du sang au troisième degré de la pneumonite ; à l'état chronique, la fièvre hectique (qui cesse lorsque l'on parvient à tarir la source du pus dans les cavernes tuberculeuses), dans les plaies fistuleuses, dans les abcès par congestion, la pyêmie, dis-je, admise par l'honorable professeur Sédillot et par une grande partie de l'école moderne, est un fait incontestable, et qui rentre de la manière la plus évidente dans l'étude des états pathologiques qui suivent les couches. D'ailleurs cette pêymie explique très bien la rapidité et l'abondance de la formation du pus dans le péritoine, la plèvre, les articulations, le tissu cellulaire des nouvelles accouchées; car il suffit du dépôt de quelques granules purulents dans un organe pour qu'il s'y forme promptement un abcès; cette pyêmie, dis-je, peut non-seulement avoir lieu par résorption ou pénétration, mais on la voit souvent survenir, comme Dance l'a si bien établi, à la suite des phlébites graves, ou comme l'ont vu MM. Tonnellé, Nonat, Cruveilhier, etc., consécutivement aux angioleucites de mauvais caractère. Ce cachet pyogénique particulier aux phlébites, aux angioleucites dont il s'agit, n'est autre que celui que leur donnent le pus décomposé, la matière putride, le septiose qui, pénètrant dans les vaisseaux, viennent les modifier d'une manière funeste, altèrent les liquides, et, par suite, déterminent des accidents terribles parmi lesquels il faut citer des suppurations consécutives. Il est donc évident que les matières ichoreuses ou purulentes contenues dans l'utérus, alors qu'elles pénètrent dans les veines et les lymphatiques utérins, sont aussi une source de pyêmie.

Presque tous les praticiens qui ont parlé dans la discussion actuelle, ont à peu près l'opinion précédente, et il est à regretter que M. Paul Dubois ait préféré supposer son x algébrique, son inconnu, que d'adopter des opinions en harmonie avec les faits qu'indique une exacte anatomie, une saine physiologie et une pathologie fondée sur la clinique.

Je suis jusqu'à présent à peu près le seul qui, portant plus loin que d'autres les idées dites humorales, ai admis, comme je l'avais fait dans le *Traité de médecine pratique*, que parmi les circonstances qui donnent aux maladies des femmes en couches un caractère spécial, il fallait noter l'établissement de la sécrétion lactée, qui se fait précisément à l'époque où le plus souvent se prononcent les accidents puerpéraux. De la même façon que la bile formée par le foie est souvent résorbée dans ses conduits obstrués, de la même façon il peut y avoir pénétration de fluides lactés dans la circulation, alors que l'écoulement par les vaisseaux galactophores se fait mal ou ne se fait pas. Si les globules de lait altéré (et il y en a de très petits) sont résorbés, puis déposés dans les organes, il y aura non pas production de liquide lacté, mais bien de pus. On dira peut-être que je ne fais que rappeler ici des opinions surannées ; mais ce seront ceux qui dénigrent l'époque actuelle et le progrès, ou qui louent sans mesure les vagues explications d'autrefois qui parleront ainsi.

Quels que soient leurs discours, il n'en faudra pas moins qu'au lit de la nouvelle accouchée ils tiennent compte de l'influence que pourrait avoir la galactêmie sur la production du pus dans les organes et sur les accidents encéphaliques ou autres, qui, si fréquemment à cette époque, se déclarent avec un caractère spécial.

Ce mot spécial étant prononcé fera dire tout d'abord que j'admets la spécificité. Certes, je le fais avec tous les bons praticiens, mais exclusivement dans des cas fixes, déterminés comme le sont les affections produites par un virus, un poison, dont l'action leur est propre et diffère de celle de toute autre substance. Dans les accidents puerpéraux, on ne peut trouver d'autre venin spécial que le poison septique, qui se retrouve comme cause de complications analogues dans une multitude d'autres affections, poison septique, qui s'y développe aussi à l'occasion de l'altération des matières animales abondamment répandues dans l'air, alors qu'un grand nombre d'individus sont réunis dans un même lieu. Encore une fois, il ne peut y avoir dans les accidents puerpéraux d'autre caractère spécial que celui qui serait dû aux conditions pathologiques qui sont les conséquences inévitables de la parturition, de la lactation et des lésions qu'elles entraînent.

Avant de conclure, permettez-moi, messieurs, d'ajouter encore un mot sur la généralisation et la localisation.

On ne cesse de parler de généralisateurs et de localisateurs, de supposer des dissidences profondes entre les pathologistes et de vouloir les diviser en deux camps ennemis, pour que chacun, comme on l'a dit d'une façon assez singulière, *jette un drapeau au bout d'un bâton*, et arbore ce drapeau comme un signal de combat. En vérité, ce sont là des paroles stériles, des ballons de cristal coloré, dans lesquels, lorsqu'on les casse, on ne trouve que du vide, et qui sont propres à lancer la discorde entre des gens qui, au fond, sont d'accord.

Tous, tant que nous sommes, nous faisons en effet de la localisation et de la généralisation. Quand M. Trousseau, entraîné par la chaleur de la discussion, a proclamé ses convictions généralisatrices, profession de foi bien propre à lui concilier les sympathies de certains écrivains, il a oublié que les travaux qui lui assignent une place parmi les travailleurs sérieux, sont des mémoires anatomiques et localisateurs sur la diphtérite, l'angine couenneuse, la phthysie laryngée, la trachéotomie, la thoracenthèse, etc., mémoires dont les titres sont, pour la plupart, de source grecque.

On me fait l'honneur de me citer comme un des localisateurs quand même, et depuis 1826 je n'ai cessé de dire que les altérations du sang, sur lesquelles j'ai publié, dix ans avant M. Andral, un traité fort étendu, sont tantôt primitives, tantôt secondaires aux affections locales. Dans ce moment encore j'étudie les affections du système nerveux dans leur ensemble et dans leur généralisation la plus large.

Il est tout à fait impossible d'admettre l'existence de maladies exclusivement générales, comme on ne peut comprendre une affection locale sans phénomènes généraux ; parmi ceux qui insistent le plus sur ces distinctions, il en est quelques-uns qui, plaçant la généralisation en dehors de l'organisation, mettent complétement les mots à la place des faits.

Or, je ne suis pas généralisateur de cette façon ; mais si l'on veut dire que la généralisation consiste dans des aperçus d'ensemble, dans des conclusions logiques déduites de faits de détails scrupuleusement étudiés, alors j'aime la généralisation, et j'en fais le plus que le comporte mon intelligence.

Il résulte des considérations auxquelles je viens de me livrer :

1° Que la plupart, que la presque unanimité de nos collègues admettent que les accidents puerpéraux sont multiples, complexes, et ne constituent pas (ainsi que je l'ai établi le premier dans cette discussion, et comme je l'avais fait précédemment pour d'autres affections) une maladie unitaire, une unité morbide ayant une marche fixe, déterminée, réglée d'une part par l'action propre à un poison spécifique, de l'autre par des efforts curatifs de l'organisme ou si l'on veut de la nature; qu'elle n'est en aucune façon *une maladie* considérée à la façon des nosographes;

2° Qu'elle n'est autre chose qu'un ensemble d'états pathologiques susceptibles de se manifester, de se succéder, de se compliquer de la manière la moins régulière et la plus variée;

3° Qu'il ne s'agit pas, dans cette discussion, d'une fièvre, car la péritonite, la phlébite, l'angioleucite, certaines encéphalies observées chez la femme en couches, le refoulement du diaphragme sont toute autre chose que des fièvres ou même des symptômes fébriles;

4° Qu'il est au moins singulier de nommer fièvre des altérations du sang, telles que la septicêmie, la pyémie, et si l'on veut me l'accorder, la galactêmie, car ces altérations du sang existent parfois alors qu'on n'observe même pas de chaleur morbide;

5° Que l'épithète essentielle ajoutée au mot fièvre est tout aussi vague, tout aussi indéterminée en 1858 qu'elle l'était du temps de Pinel et de Broussais; qu'elle est une source de discussions inutiles, et qu'il faut éviter de s'en servir;

6° Que l'ordre de succession des phénomènes constituant les accidents puerpéraux est généralement celui-ci :

a. État d'une femme qui vient d'accoucher, *prédisposition,* diathèse *puerpérale,* si l'on veut *puerpéralité* ou *tocisme.*

b. État de l'utérus à surface interne saignant, à vaisseaux rompus, blessés, ouverts, altérés : *état traumatique, traumatisme, tocotraumisme* pour les nomenclateurs.

c. Altération du sang, tantôt par les caillots contenus dans l'utérus, superficiellement gangréné et contenant de l'air; tantôt par les matières putrides répandues dans l'atmosphère par suite de l'encombrement et des exhalaisons élevées du sang et des liquides excrétés; tantôt enfin par ces deux circonstances réunies : *infection putride, septicêmie ;* quand celle-ci est portée à un très haut degré, elle peut être contagieuse.

d. Des phlegmasies, soit partielles et locales, soit généra-
lisées et extensives ayant pris dans ce dernier cas un caractère septique; soit des caillots et de la sanie putrides de l'u-
térus; soit de la septicêmie générale : *phlébites, angioleucites,
péritonites simples* ou *septicêmiques.*

e. Formation de pus, soit dans l'utérus, soit dans les veines
ou dans les vaisseaux lymphatiques, soit dans les organes
qui, comme le péritoine, les plèvres, les synoviales, sont at-
teints de phlegmasies septiques ou septicêmiques : *abcès,
pyoïes dans diverses parties.*

f. Collections purulentes dans divers organes, consécutives
à la présence dans le sang de quelques globules du lait,
altérés et résorbés dans l'appareil galactogénique : *ethmoïtes,
arthrites avec formation de pus* ou *pyoïques, dues à la galactêmie.*

g. Lésions variées et secondaires dans divers organes ayant
un caractère spécial en rapport avec la galactêmie : *encéphalies
des femmes en couches, pneumopathies spéciales ou phymiques.*

h. Coïncidence *d'états organapathiques nombreux, soit du
côté du cerveau, soit dans la rate ou le foie, accumulation de
fèces et de gaz, défaut de sang ou hypêmie, sang mal oxygéné
ou hypoxêmie par refoulement des viscères,* ou *par suite de la
présence de mucosités dans les bronches.*

Tels sont, dans leur ensemble, les accidents puerpéraux.

Il est impossible de ne pas reconnaître la vérité de ce ta-
bleau et de ne pas convenir que la thérapeutique de ces accidents repose, non pas sur l'étude vague de la fièvre puerpérale, mais bien, comme je l'ai établi, sur l'appréciation exacte
des états organiques précédents et de leur filiation.

Que si l'on ne vient pas encore jeter en travers de la discussion les mots fièvre, essentialité, spécificité, ferments,
parasites, miasmes, diathèse, cachexie, inflammation, py-
rexie, infection, constitution médicale, épidémies, principe
vital, propriétés vitales, forces, vie, hippocratisme, etc., etc.,
la question n'en sera plus une, car tout le monde sera d'accord, et il faudra bien avouer que c'est sur l'étude des états
organopathiques, et non pas sur celle de la maladie unitaire

dite fièvre puerpérale, qu'il faut désormais fonder la pathologie et le traitement des accidents graves qui surviennent
chez les femmes récemment accouchées.

Il faudra même convenir que si l'on admet ces états, il faut
bien les nommer, et que par conséquent une nomenclature
expressive et lucide est indispensable. M'inquiétant peu des
oppositions tracassières, des saillies facétieuses, des insinuations méchantes, des discours fleuris et vides tendant à provoquer l'hilarité; ne voulant imposer mes opinions à personne, mais tenant à défendre les miennes; fort de mes
convictions, je provoque et je ne cesserai de provoquer une
discussion sérieuse et approfondie sur la nécessité, suivant
moi indispensable, de désigner les choses par des mots qui
les expriment d'une manière nette et significative.